BEI GRIN MACHT SICH IHR
WISSEN BEZAHLT

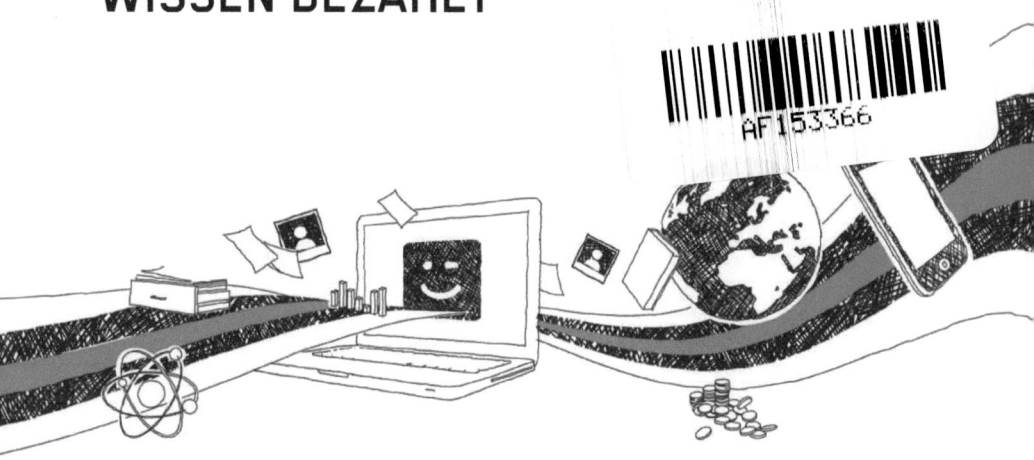

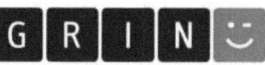

Die mediale Berichterstattung über Pflegekräfte während der Covid-19 Pandemie in Deutschland und Italien

Isabell Heinicke

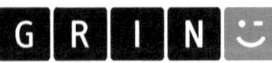

Bibliografische Information der Deutschen Nationalbibliothek:

Die Deutsche Nationalbibliothek verzeichnet diese Publikation in der Deutschen Nationalbibliografie; detaillierte bibliografische Daten sind im Internet über http://dnb.d-nb.de abrufbar.

ISBN: 9783346713971
Dieses Buch ist auch als E-Book erhältlich.

© GRIN Publishing GmbH
Nymphenburger Straße 86
80636 München

Druck und Bindung: Books on Demand GmbH, Norderstedt Germany
Gedruckt auf säurefreiem Papier aus verantwortungsvollen Quellen

Das Buch bei GRIN: https://www.grin.com/document/1270300

Hamburger Fern-Hochschule

Masterstudiengang Berufspädagogik (M.A.)

Studienzentrum: Mannheim

Von ‚Systemrelevante Helden' zum ‚Exodus der Pflegekräfte' – Ein internationaler Vergleich von medialer Berichterstattung über Pflegekräfte während dem Verlauf der Covid-19 Pandemie in Deutschland und Italien

Modul Pflege im internationalen Kontext

Frühjahrssemester 2022

von

Isabell Hoos

Inhaltsverzeichnis

Von ,Systemrelevante Helden' zum ,Exodus der Pflegekräfte' – Ein internationaler Vergleich von medialer Berichterstattung über Pflegekräfte während dem Verlauf der Covid-19 Pandemie in Deutschland und Italien

1. Einleitung

„Genf – Mindestens 115.000 Pflegekräfte sind nach einer Schätzung der Weltgesundheitsorganisation (WHO) weltweit in Zusammenhang mit einer Coronavirusinfektion ums Leben gekommen." (Ärzteblatt, 2021)

So lautet die Überschrift eines Artikels, der auf der Internetseite des Deutschen Ärzteblattes im Mai 2021 erschienen ist. Inhalt des Artikels ist, dass der Chef der World Health Organisation (WHO) Tedros Adhanom Ghebreyesus über die Infektions- und Todeszahlen von medizinischem Personal während der Pandemie berichtet. Während der Tagung fordert er alle Zuschauer auf, für alle Pflegekräfte weltweit zu applaudieren, um somit Dank und Unterstützung auszudrücken. Er wolle um keine Schweigeminute für die Verstorbenen bitten (vgl. Ärzteblatt, 2021).

Anlass für diese Handlung ist das im Dezember 2019 in der chinesischen Stadt Wuhan aufgetretene Corona-Virus SARS-Cov-2, das sich mittlerweile weltweit verbreitet hat. Das Virus stammt von den Corona-Viren ab und kann beim Menschen milde Krankheitssymptome auslösen, aber auch zu schweren Lungenentzündungen und dem Tod führen (vgl. DGUV, 2021).

Bereits im Jahr 2002 und 2003 brach eine Epidemie durch Corona-Viren, beginnend in den Ländern Südostasiens, aus. Das Krankheitsbild des SARS (Severe Acute Respiratory Syndrom) trat erstmals im Herbst 2002 in Südchina auf. Damals konnten die Infektionsketten zügig durchbrochen werden und die Epidemie fand im Frühjahr 2003 ihr Ende. „Die Gefahr ähnlicher Erkrankungen durch bisher bei Menschen nicht aufgetretene Viren wird als hoch eingeschätzt." (vgl. Gerlach et al. 2011: 581)

Am 27. Januar 2020 wurde SARS-Cov-2 erstmals in Deutschland nachgewiesen. Zu diesem Zeitpunkt wurde die Gefahr für die Bevölkerung in Deutschland als sehr gering eingestuft. Bereits ab Mitte März 2020 kam es aufgrund der Pandemie Situation zu erheblichen Einschränkungen im Alltag. Zu diesem Zeitpunkt rief der damalige Gesundheitsminister Jens Spahn die Menschen in Deutschland zur Unterstützung auf. „Ärzte, Pflegekräfte – alle, die im Gesundheitswesen arbeiten, brauchen gerade jetzt unsere volle Unterstützung." (vgl. Bundesgesundheitsministerium, 2022)

Der damalige Bundesarbeitsminister Hubertus Heil forderte für bestimmte Berufsgruppen, unter anderem für den Pflegeberuf, eine Lohnerhöhung. Er sprach von den ‚Heldinnen und Helden' des Alltags. In seiner Rede vom 15. Mai 2020 zitierte Heil Bertolt Brecht: „Denn die einen sind im Dunkeln, und die andern sind im Licht. Und man sieht die im Lichte, die im Dunkeln sieht man nicht". Gemeint seien die systemrelevanten Berufe, die die Infrastruktur im Land aufrechterhalten, besonders die Pflegeberufe, für die er mehr Anerkennung fordert. Er bezeichnet die Menschen in den systemrelevanten Berufen als ‚Coronahelden' (vgl. Bundesregierung, 2020).

Nach über eineinhalb Jahren Pandemie titelt die Deutsche Gesellschaft für Anästhesiologie & Intensivmedizin (DGAI) im Oktober 2021 „Exodus in der Pflege könnte Menschenleben kosten". Professor Geldner von der DGAI appelliert an die Politik, dass ein Großteil der offenen Stellen für Intensivpflegekräfte nicht mehr besetzt werden könne und das verbleibende Personal stark überlastet sei (vgl. DGAI, 2021).

Vor dem Hintergrund der Hausarbeit soll herausgearbeitet werden, welchen Fokus die mediale Berichterstattung über Pflegekräfte im Verlauf der Covid-19 Pandemie hat und welches Bild über den Pflegeberuf dabei in der Gesellschaft dargestellt wurde. Dabei sollen die Länder Italien und Deutschland verglichen werden, sodass sich folgende Fragestellungen ergeben:

Welcher mediale Fokus wurde für den Berufsstand der Pflege in den Ländern Italien und Deutschland während den Phasen der Pandemie dargestellt? Welche Rückschlüsse lassen sich zu den Gesundheitssystemen der Länder ziehen?

Zu Beginn werden die medialen Berichterstattungen über die Situation in der Pflege während den einzelnen Pandemiewellen in Italien und Deutschland herausgearbeitet. So entsteht ein Bild, das den medialen Fokus während der Pandemie widerspiegelt. Im Anschluss folgt der Vergleich der Berichterstattungen, der Gesundheitsversorgungen und der Pflegeausbildung, um die gestellte Frage, welche

Rückschlüsse sich zu den Gesundheitssystemen der Länder ziehen lassen, beantworten zu können.

2. Covid-19 in Deutschland

2.1. Verlauf der Covid-19-Pandemie in Deutschland

Der Verlauf der Covid-19-Pandemie in Deutschland lässt sich in bisher vier Bereiche einteilen, die wellenförmig verlaufen sind, sogenannte Pandemiewellen. Nachdem der erste Fall in Deutschland am 21. Januar 2020 bekannt wurde, gab es bis in das Frühjahr 2020 in der ganzen Bundesrepublik immer wieder Ausbruchsgeschehen unterschiedlicher Größe. Nach diversen Infektionsherden in Nordrhein-Westfalen und Baden-Württemberg kam es vorerst zu einem Höchststand der Neuinfektionen der ersten Pandemiewelle am 16. März 2020 mit 6016 Neuerkrankungen an einem Tag (vgl. RKI, 2021).

Nach umfassenden Kontaktbeschränkungen in dieser Zeit gingen die Anzahl der Neuinfektionen deutlich zurück und im alltäglichen Leben stellte sich wieder mehr Normalität ein (vgl. Bundesgesundheitsministerium, 2020).

Zur zweiten Pandemiewelle in Deutschland kam es Ende 2020, mit einem Höchstwert von 28019 Neuinfektionen am 14. Dezember 2020. Die dritte Pandemiewelle traf das Land im Frühjahr 2021 mit einem Höchststand von 23618 Neuerkrankungen pro Tag am 19. April 2021. Nach einem weiteren Rückgang des Infektionsgeschehens im Sommer 2021 zeigte sich im Herbst und Winter des Jahres die vierte Pandemiewelle. Diese zeigte einen neuen Höchststand von über 75000 Neuinfektionen am 25. November 2021 (vgl. RKI, 2021).

Am 25. Januar 2022 liegt der Stand der Gesamtinfektionen bei über 8,8 Millionen und die Zahl der Todesfälle bei über 116.000 Personen (vgl. RKI, 2021).

Im Sommer 2021 hat das Robert-Koch-Institut empfohlen, auch bedingt durch die fortschreitende Impfkampagne, eine Hospitalisierungsinzidenz zur Bewertung der Pandemiesituation heranzuziehen. Dabei wird die Rate der Covid-19-Fälle der letzten sieben Tage, die in einem Krankenhaus stationär behandelt werden mussten, pro 100.000 Menschen angegeben. Hierbei werden die Fälle an das Gesundheitsamt übermittelt, deren Aufnahmegrund im Krankenhaus in direktem Zusammenhang mit der Covid-19-Erkrankung stehen. Im Vordergrund der Hospitalisierungsinzidenz stehen auch die Einschätzung der vorhandenen Ressourcen, um eine mögliche Dekompensation der Krankenhäuser zu vermeiden (vgl. RKI, 2021).

2.2. Mediale Berichterstattung in der ersten Pandemiewelle

Um die oben genannte Fragestellung zu beantworten, bedarf es der Recherche über Zeitungs- und Onlineberichte verschiedener Zeitungen. Dazu wurden die Artikelüberschriften und Schlagzeilen der drei in Deutschland meistgelesenen Zeitungen nach unterschiedlichen Schlagworten untersucht. Unter diesen Zeitungen waren im Jahr 2021 die Bild Zeitung mit 1,2 Millionen verkauften Exemplaren im vierten Quartal des Jahres, gefolgt von der Süddeutschen Zeitung und der Frankfurter Allgemeinen Zeitung (vgl. Weidenbach, 2021). Dabei spielt weniger die Qualität der Zeitungsartikel eine bedeutende Rolle, sondern vielmehr, welche Titel und Überschriften die meisten Leser in den gewählten Zeiträumen erreicht hat.
Die Recherche erfolgte über die Online-Archive der jeweiligen Zeitungen und wurde auf die Zeit der Pandemiewellen im betreffenden Land beschränkt. Die Eingrenzung erfolgte auf die Zeit zwei Wochen vor und zwei Wochen nach dem Höchststand der Neuinfektionen der Pandemiewellen. Schlagworte für die Suche in den Online-Archiven waren „Pflege" und „Pflegekraft". Die Suchergebnisse bezogen sich jeweils auf die gesamten Artikel.

Die Anzahl der Artikel, die in dem Zeitraum um die erste Pandemiewelle vom 02. März 2020 bis zum 30. März 2020 erschienen sind, belaufen sich auf 127 Artikel, in deren Text die oben genannten Schlagworte vorkommen. Dabei gliedert sich die Anzahl der Artikel wie folgt: 11 Artikel im Online-Archiv der Bild-Zeitung, 34 Artikel im Online-Archiv der Süddeutschen Zeitung sowie 82 Artikel im Online-Archiv der Frankfurter Allgemeinen Zeitung. Um im Rahmen der Hausarbeit zu bleiben, wird die Grundhaltung der Berichterstattung beispielhaft durch einige Artikel aufgezeigt.

Die Süddeutsche Zeitung berichtet in der ersten Pandemiewelle unterstützend und befürwortend für Pflegekräfte und Krankenhauspersonal. Beispielsweise berichtet die Zeitung über die bayrische Gesundheitsministerin Melanie Huml und ihren Aufruf ehemalige Pflegekräfte zurück in den Beruf zu holen: „Huml ruft Ex-Pflegekräfte zur

4

Unterstützung auf" (vgl. Süddeutsche Zeitung, 2020). Mit dem Erfolg, den der Bericht zwei Tage später zeigt: „Mehr als 1000 Freiwillige wollen im Krankenhaus helfen" (vgl. Süddeutsche Zeitung, 2020).

Darin wird ausführlich über die große Welle der Hilfsbereitschaft und der Unterstützung für Pflegeberufe berichtet. Ein weiterer Artikel, der die unterstützende Botschaft für die Pflege verdeutlicht, ist der Artikel „Mehr als 1000 Corona Fälle – Schulungen für Pflegekräfte" vom 21. März 2020, dass das Bundesland Rheinland-Pfalz mehr als 1,5 Millionen Euro für Fortbildungen in Pflegeberufen investieren will, um deren Einsatz und Durchhaltevermögen in der Pandemie zu stärken (vgl. Süddeutsche Zeitung, 2020). Außerdem titelt die Süddeutsche Zeitung am 24. März 2020 „Bayern übernimmt Kosten für die Verpflegung von Pflegepersonal" (vgl. Süddeutsche Zeitung).

Insgesamt liegt die Konzentration der Berichterstattung der Süddeutschen Zeitung auf Werten wie Hilfsbereitschaft, Solidarität und Unterstützung für Pflegeberufe.

Auch die Frankfurter Allgemeine Zeitung zeigt ein positiv gestimmtes Bild. Von den 82 Artikeln, berichten nur wenige über die Situation in der Pflege, allerdings ist die Grundhaltung der Artikel über die Situation in der Pflege von Dankbarkeit gezeichnet. Ein weiteres Mal wird der Begriff „Corona Helden" auch von der Frankfurter Allgemeinen Zeitung genannt. Die Berichterstattung geht sogar noch deutlich weiter. In dem Artikel vom 28.03.2020 schreibt die Frankfurter Allgemeine Zeitung über „Applaus für systemrelevante Berufsgruppen" und „Leistungsträger" (vgl. Frankfurter Allgemeine Zeitung, 2020).

Auch Dankbarkeit gegenüber Pflegekräften wird durch den Artikel „Merci, Allemagne" (Übersetzung: Danke, Deutschland), für die Übernahme von an Covid-19 erkrankten Patienten aus anderen Ländern, ausgedrückt (vgl. Frankfurter Allgemeine Zeitung, 2020). Ein weiterer Artikel zeigt die aktuelle Situation von Pflegekräfte zu dem Zeitpunkt auf. Der Titel „Viel Applaus und wenig Geld" berichtet einerseits über die Systemrelevanz des Berufs, aber andererseits auch die vielerorts schlechte Bezahlung von Pflegekräften (vgl. Frankfurter Allgemeine Zeitung, 2020).

Die Berichterstattung der Bild-Zeitung gestaltet sich in den Aussagen gefühlvoller als die der Frankfurter Allgemeinen Zeitung oder die der Süddeutschen Zeitung. Titelüberschriften wie „Krankenschwester kämpft gegen Corona" oder „Pflegedienstchefin weint – So kämpfen wir gegen den Zusammenbruch" sind deutlich emotionsgeladener. In diesen Artikel wird der Alltag von Pflegekräften als kräftezerrend beschrieben (vgl. Bild-Zeitung, 2020). Aber auch Anerkennung wird in Berichten wie „Ärzten und Pflegekräften applaudieren", „Dank an die Pflegekräfte" und „Ärzte, Sanitäter und Pfleger schicken Fotogrüße - Diese Retter versprechen: Wir sind für euch da – immer!" deutlich (vgl. Bild-Zeitung, 2020).

Insgesamt wird während der ersten Pandemiewelle durch die Berichterstattung ein respektvolles, anerkennendes und positives Bild von Pflegekräfte in die Gesellschaft gebracht. Es wird deutlich, das Pflegekräfte Unterstützung aus der Bevölkerung bekommen.

2.3. Mediale Berichterstattung in der zweiten Pandemiewelle

Im Rahmen der zweiten Pandemiewelle in Deutschland beschränkt sich der Recherchezeitraum auf die Zeit vom 30. November 2020 bis zum 28. Dezember 2020. Die Anzahl der Artikel, die in das Suchmuster fallen, beträgt 80, was bedeutet, dass die Berichterstattung über den Bereich der Pflege, im Vergleich zur ersten Welle, abnimmt. Auch der Fokus der Berichterstattung hat sich deutlich verändert. In der Süddeutschen Zeitung befindet sich in diesem Zeitraum kein Artikel, in dem der Pflegeberuf mit positiven Werten assoziiert wird. Die Berichterstattung konzentriert sich in vielen Artikeln auf gehäufte Ausbruchgeschehen in Pflegeeinrichtungen, wie „40 Corona Fälle in Oldenburger Pflegeheim" (vgl. Süddeutsche Zeitung, 2020). Auch der Personalmangel in der Pflege wird in mehreren Berichten deutlich. Die Süddeutsche Zeitung titelt am 15. Dezember „Dresden sucht dringend freiwillige Helfer für Pflegeberufe" und am 10. Dezember 2020 „Verband warnt vor weltweitem Pflegenotstand" (vgl. Süddeutsche Zeitung, 2020).

Auch die Ausfallquote von Pflegekräften wird in den Medien thematisiert, beispielsweise am 19. Dezember 2020 „Pflegekräfte fallen besonders häufig wegen Covid-19 aus" (Vgl. Süddeutsche Zeitung, 2020).

Ähnlich gestaltet sich auch die Berichterstattung der Bild-Zeitung. Im Vergleich zur ersten Pandemiewelle sind die Artikel weniger gefühlsbetont, sondern neutraler geschrieben. Inhaltliche Themen gleichen sich denen der Süddeutschen Zeitung. Sowohl der Pflegenotstand „Ärzte und Pfleger arbeiten aktuell im roten Bereich" als auch die Ausfallquote „Immer mehr Krankheitstage bei Pflegern" sowie die Ausbruchsgeschehen „Corona-Tragödie in Berliner Pflegeheim" beeinflussen maßgeblich die mediale Berichterstattung. Aufgrund der Besuchsbeschränkungen in den Pflegeheimen wird häufig in diesen Artikeln vermutet, dass Pflegekräfte das Virus verbreitet haben. Solch oder so ähnliche Artikel häufen sich auch im Archiv der Bild-Zeitung (vgl. Bild-Zeitung, 2020).

In der Frankfurter Allgemeinen Zeitung lässt sich für den oben genannten Zeitraum lediglich ein Artikel finden, der wertschätzend gegenüber Pflegekräfte geschrieben ist: „Nationalspieler Rüder dankt Pflegekräften mit Pizza-Spende" (vgl. Frankfurter Allgemeine Zeitung, 2020). Des Weiteren titelt die Zeitung am 01. Dezember 2020 „Einsatz positiv getesteter als letztes Mittel" worin beschrieben wird, dass bei anhaltender Pandemiesituation und weiterem Personalausfall die positiv getesteten Pflegekräfte die Pflege von ebenfalls erkrankten Patienten übernehmen sollen (vgl. Frankfurter Allgemeine Zeitung, 2020).

Keine der drei Zeitungen hält Artikel bereit, die die Pflege mit positiven Werten in Verbindung bringt. Im Vergleich zur ersten Pandemiewelle gestaltet sich die Berichterstattung mit negativ behafteten Werten wie ,Pflegenotstand' und ,Tragödien'. Von der Wertschätzung, Dankbarkeit und Unterstützung ist, trotz der im Vergleich zur ersten Pandemiewellen höheren Erkrankungszahlen, nichts mehr zu lesen.

2.4. Mediale Berichterstattung in der dritten und vierten Pandemiewelle

Die Berichte der dritten und vierten Welle der Pandemie reihen sich inhaltlich in die Berichte der zweiten Pandemiewelle ein. Die Gesamtanzahl der Berichte der drei Zeitungen in dem Zeitraum vom 05. April bis zum 03. Mai 2021 beläuft sich auf 33 Artikel. Die Artikelanzahl der vierten Pandemiewelle beträgt 70 Artikel für den Zeitraum vom 11. November bis zum 09. Dezember 2021. So steigt zwar die Zahl der Berichterstattung, allerdings auch überwiegend im negativen Bereich. Zu den Berichten der Bild-Zeitung zum Thema ,Pflegenotstand' („Zu wenig Pfleger für zu viele Corona-Kranke", vgl. Bild-Zeitung, 2021) kommen noch Berichte über Vorfälle in Pflegeeinrichtungen „Pfleger tötete Patienten mit Überdosis" (vgl. Bild-Zeitung, 2021).

Auch die Frankfurter Allgemeine Zeitung berichtet mit ähnlichen Artikeln wie „Entsetzen über Tat in Pflegeheim – Vier Menschen getötet" (vgl. Frankfurter

Allgemeine Zeitung, 2021). Hinzu kommen Artikel darüber, dass die in der ersten Pandemiewelle versprochene, bessere Bezahlung vermutlich nicht zustande kommt. Sowohl die Süddeutsche Zeitung berichtet mit dem Titel „Koalition streitet über bessere Bezahlung für Pflegekräfte" (vgl. Süddeutsche Zeitung, 2021), als auch die Frankfurter Allgemeine Zeitung mit der Überschrift „Tarifverträge in der Altenpflege sorgen für Streit in der Koalition" (vgl. Frankfurter Allgemeine Zeitung, 2021).

Eine positiv assoziierte Berichterstattung erfolgte in der Bild-Zeitung in der Zeit der vierten Pandemiewelle. Dabei konnten Leser eine Pflegekraft vorschlagen, die einen Bonus von 1.000 Euro bekam. Die Titelüberschrift lautete „Bild zahlt je 1000 Euro Bonus aus - Ihr seid echte Pflegehelden!" (vgl. Bild-Zeitung, 2021).

Die Schlagworte, die die Leserschaft dieser Zeitungen in den Zeiten der dritten und vierten Pandemiewellen hauptsächlich lesen konnten, handelten von Pflegenotstand, Corona-Ausbrüchen, schlechter Entlohnung von Pflegeberufen und Mordfällen in Kliniken und Pflegeheimen. Nur wenige Berichte beinhalteten positive Inhalte und Assoziationen mit dem Pflegeberuf.

2.5. Überblick über das Gesundheitssystem in Deutschland

Der Pflegeberuf hat in dem Gesundheitssystem, das in Deutschland 83 Millionen Bürger umfasst, einen kleinen, aber wichtigen Anteil. Ein Überblick über die Kosten im Jahr 2018 bestätigt das ausgedehnte Spektrum der Versorgung. Insgesamt wurden in Deutschland circa 390,6 Milliarden Euro für die Gesundheit ausgegeben (vgl. Statistisches Bundesamt, 2020).

Die Gesundheitsversorgung in Deutschland ist geschichtlich verankert und findet einen Ursprung in der Gründung der ersten staatlichen Sozialversicherung, die 1883 durch Otto von Bismarck eingeführt wurde (vgl. Bundesgesundheitsministerium, 2020).

Im Überblick lässt sich das Gesundheitssystem in Deutschland in fünf Säulen einteilen. Die erste Säule beinhaltet die Versicherungspflicht, für Menschen, die ihren Wohnort in Deutschland gewählt haben. Entweder besteht dann eine Pflichtversicherung in der gesetzlichen Krankenversicherung, in der man bis zu einer gewissen Einkommensgrenze auch freiwilliges Mitglied sein kann, oder man ab der Einkommensgrenze des monatlichen Einkommens in die Private Krankenversicherung wechseln kann. Die zweite Säule schließt an die erste an und beinhaltet die Beitragsfinanzierung. Die Beiträge der Mitglieder finanzieren sowohl die gesetzliche Krankenversicherung als auch die private Krankenversicherung. Die Beiträge richten sich in der gesetzlichen Krankenversicherung nach dem Einkommen der versicherten Person, wobei der Arbeitgeber die Hälfte des Beitragssatzes übernimmt. Ein höheres Gehalt bedeutet auch einen höheren Beitrag zur gesetzlichen Versicherung, was sich im Prinzip des solidarischen Gesundheitssystems widerspiegelt. Alle Versicherten erhalten unabhängig der gezahlten Beiträge die gleiche Leistung. Die Beiträge in der privaten Krankenversicherung errechnen sich individuell und personenbezogen über das Alter, Leistungen, gewählte Selbstbehalte und den jeweiligen Gesundheitszustand (vgl. Bundesgesundheitsministerium, 2020).

Die dritte Säule bildet das Solidaritätsprinzip. Wie beschrieben hat jedes Mitglied den gleichen Anspruch auf eine medizinische Versorgung. Die Kosten werden durch alle Mitglieder gemeinsam getragen, dadurch findet eine Absicherung für den Einzelnen statt. Die vierte Säule bilden die Sachleistungen. Die Versicherten der gesetzlichen Krankenversicherung müssen nicht in Vorleistungen gehen, Behandlungen oder Therapien werden direkt mit der Versicherung abgerechnet (vgl. Bundesgesundheitsministerium, 2020).

Die fünfte Säule stellt das Selbstverwaltungsprinzip dar. „Zwar hat der Staat nach vorherrschender Rechtsauffassung im Rahmen der von ihm zu gewährleistenden Daseinsvorsorge nicht die Pflicht, alle Leistungen selbst zu erbringen, wohl aber hat er durch die Ausgestaltung staatlichen Rechts die Bedingungen für eine ausreichende soziale Sicherung und Versorgung seiner Bürger im Fall von Krankheit und Pflegebedürftigkeit zu schaffen." (Simon, 2021)
Der Staat lässt das Selbstverwaltungsprinzip durch gewählte Akteure im Gesundheitswesen zu, regelt aber die Rahmenbedingungen durch Gesetze und Verordnungen (vgl. Bundesgesundheitsministerium, 2020).

2.6. Generalistische Pflegeausbildung in Deutschland

Seit dem Inkrafttreten des neuen Pflegeberufegesetzes am 01. Januar 2020 startete in Deutschland die generalisierte Pflegeausbildung mit der Berufsbezeichnung

Pflegefachmann/Pflegefachfrau, die die Berufe der Altenpflege, Krankenpflege und Kinderkrankenpflege vereint.

Dabei haben die Auszubildenden im dritten Ausbildungsjahr das Wahlrecht die generalisierte Ausbildung fortzuführen, oder einen Schwerpunkt nach dem Vertiefungseinsatz zu wählen. Der Schwerpunkt kann im Bereich der Gesundheits- und Kinderkrankenpflege oder in der Altenpflege gewählt werden. Auch die hochschulische Pflegeausbildung ist im Pflegeberufegesetz verankert (vgl. Pflegeberufegesetz, 2020).

Allerdings kritisiert die Vize-Präsidentin des Deutschen Pflegerates e.V. die Organisation der hochschulischen Pflegeausbildung und die fehlenden Regeln des Pflegeberufsgesetzes stark. Vogler, die Vize-Präsidentin des Deutschen Pflegerates e.V., weist darauf hin, dass die Studierenden im Gegensatz zu den Auszubildenden an einer Berufsfachschule, keinen Anspruch auf eine Vergütung der praktischen Einsätze hätten. Außerdem fehle die Refinanzierung der Praxisanleiter, was eine finanzielle Belastung für die Ausbildungsstätte der praktischen Einsätze bedeute, und eine Kooperation unattraktiv mache. Vogler berichtet außerdem, dass weniger als 50% der verfügbaren Studienplätze zurzeit belegt sind (vgl. Deutscher Pflegerat e.V. 2021).

3. Covid – 19 in Italien

3.1. Verlauf der Covid – 19 - Pandemie in Italien

Die Corona Pandemie verläuft in Italien, ebenso wie in Deutschland, wellenförmig. Die sogenannten Pandemiewellen mit den jeweiligen Höchstständen wechseln sich mit Phasen ab, in denen deutlich weniger Neuinfektionen zu verzeichnen sind und sich die pandemische Lage im Land und insbesondere in den Krankenhäusern zeitweise entspannt. Der Beginn der Pandemie ist in Italien zwei Wochen vor dem Beginn der Pandemie in Deutschland zu verzeichnen. Italien erreicht einen Höhepunkt der ersten Pandemiewelle am 21. März 2020 mit 6.557 Neuinfektionen an einem Tag (vgl. WHO, 2022)

Das Ausmaß der ersten Pandemiewelle gestaltete sich in Italien drastischer als im Vergleich zu Deutschland. Es kam zu starken Überlastungssituationen in italienischen

Krankenhäusern, insbesondere in der Versorgung von Intensivpatienten. Die Gründe für das Ausmaß der Pandemie gleich zu Beginn sind vielfältig. Ein Grund dafür ist, dass Italien regional unterschiedlich stark getroffen wurde. Die Stadt Bergamo in der Region Lombardei steht exemplarisch für ein großes Ausbruchsgeschehen zu Beginn der Pandemie. Die ausgedehnte Betroffenheit ist auf eine hohe Luftverschmutzen und damit verbundenen Atembeschwerden, schon vor der Pandemie, in der Bevölkerung zurückzuführen. Ursächlich hierfür sind große Industriefirmen in der Umgebung. Außerdem ist die Bevölkerungsdichte im Norden Italiens am höchsten, was förderlich für eine schnelle Ausbreitung ist. Ein weiterer Grund ist das hohe Durchschnittsalter in Italien, das bei 46,3 Jahren liegt (vgl. Meiler, 2020).

Auch Italien wurde durch eine zweite Pandemiewelle getroffen, dessen Neuinfektionszahlen deutlich höher waren als im Vergleich zur ersten Pandemiewelle. Die zweite Pandemiewelle erreichte einen Höchststand am 13. November 2020 mit 40.902 Neuinfektionen an einem einzelnen Tag. Vier Monate später folgte eine weitere Pandemiewelle, die ihren Höchststand am 13. März 2021 mit 26.062 Neuinfektionen pro Tag erreicht hat (vgl. Ministero della Salute, 2022).

3.2. Mediale Berichterstattung in der ersten Pandemiewelle

Die Recherche über das gesellschaftlich dargestellte Bild des Pflegeberufs in Italien bezieht sich auf die Tageszeitungen mit den meisten Lesern im Jahr 2020. Dazu gehören die Tageszeitung ‚Corriere della Sera' und die Zeitung ‚La Repubblica' (vgl. Weidenbach, 2021). Die Zeitung Corriere della Sera gibt viele regionalbezogene Tageszeitungen heraus. Auch hier wurden jeweils die Schlagworte „Cura" [Pflege] und „infermiera" [Krankenschwester, Pflegekraft] auf den eingeschränkten Zeitraum von jeweils zwei Wochen vor und nach Erreichen des Höchststandes von Neuinfektionen angewendet. Die Suche erfolgte über die Online-Archive der beiden Zeitungen. Übersetzungen der gewählten Artikel befinden sich hinter den Artikeln in eckigen Klammern.

Für den ausgewählten Zeitraum vom 07. März 2020 bis zum 04. April 2020 ergibt die Suche nach den oben genannten Schlagworten eine Auswahl von insgesamt 616 Artikeln, deren Text eines der Schlagworte enthält.

Die Zeitung La Repubblica hat gleich zu Beginn der Pandemie einen Beitrag veröffentlicht, der in Italien zum Symbol der Corona-Pandemie wurde. Der Titel des Artikels lautete „Coronavirus, l'infermiera dorme stremata a fine turno e il medico posta la foto: ‚Grazie per quello che fai'" [Coronavirus, die Krankenschwester schläft am Ende der Schicht erschöpft ein und der Arzt postet das Foto: ‚Danke für das, was Sie tun.'] (vgl. La Repubblica, 2020). Am nächsten Tag folgte ein weiterer Bericht „Coronavirus, l'infermiera della foto simbolo: ‚Scusate se sono crollata prima della fine del turno'" [Coronavirus, die Krankenschwester auf dem Symbolfoto: „Es tut mir leid, wenn ich vor Schichtende zusammengebrochen bin"] (vgl. La Repubblica, 2020). Die Zeitung gibt den Pflegekräften in der Zeit der Pandemie ein Gesicht und bietet den Pflegekräften ein Sprachrohr, was auch weitere Berichte bestärken, wie beispielsweise „Coronavirus, gli infermieri in prima linea tra paura e fierezza: ‚Quelle vite nelle nostre mani' [Coronavirus, Pfleger an vorderster Front zwischen Angst und Stolz: „Das Leben in unseren Händen"] (vgl. La Repubblica, 2020).

Wertschätzung und Respekt wird den Pflegekräften in Italien in dem Artikel „I nuovi eroi" [Die neuen Helden] entgegengebracht (vgl. La Repubblica, 2020).

Zu Beginn der Pandemie berichtet die Zeitung Corriere della Sera über die Lage in den Krankenhäusern mit der Überschrift „Picco di contagi tra dottori e infermieri „Ci mancano anche le mascherine" [Infektionshöchststand bei Ärzten und Pflegekräften – Uns fehlen die Masken] (vgl. Corriere della Sera, 2020).

Im Verlauf sind auch hier befürwortende Artikel für Pflegekräfte zu finden, die für Zustimmung, Unterstützung und Wertschätzung in der Gesellschaft stehen. Beispielsweise werden Überschriften genutzt wie „Flashmob contro il coronavirus Applausi per medici e infermieri L'iniziativa" [Flashmob gegen das Coronavirus – Applaus für Ärzte und Pflegekräfte] sowie „Concerti, disegni e pasticcini Regali per gli „angeli custodi Lodigiano" [Konzerte, Zeichnungen, Gebäck und Geschenke für die Schutzengel von Lodigiano] (vgl. Corriere della Sera, 2020).

Die Artikel, die im Laufe des Monats März folgen, zeigen ein vermutlich realistisches Bild aus den Pflegeeinrichtungen. Die Zeitung lässt in den Überschriften immer wieder Pflegekräfte zu Wort kommen. So titelt die Zeitschrift: „La paura e il dolore nei turni infiniti ‚Ci chiamano eroi, siamo solo persone'" [Angst und Schmerz im Wechsel: Sie nennen uns Helden, wir sind nur Menschen] oder „Ci stiamo infettando tra di noi È una polveriera, non c'è sicurezza" [Wir infizieren uns untereinander, es ist ein Pulverfass, es gibt keine Sicherheit] (vgl. Corriere della Sera, 2020). Auf den Titelseiten der herausgegebenen Zeitungen sind in dem gewählten Zeitraum überwiegend medizinisches Personal zu sehen, sie stellen den Großteil der Berichterstattung dar. So widmet die Zeitung am 29. März 2020 einen kompletten Teil der Zeitung an medizinisches Personal, deren Gesichter gezeigt werden. Die gewählte Überschrift dazu lautet: „In prima linea" [An der Front] (vgl. Corriere della Sera, 2020).

Insgesamt rücken Pflegekräfte in den Hauptfokus der Zeitung, was die hohe Anzahl an Artikeln bestätigt. Außerdem werden Zitate von Pflegekräften in den Titelüberschriften gewählt, was ein realistisches Bild zulässt. Durch die große Nutzung von Bildern, von Menschen aus dem Pflegeberuf, wird dem Berufsstand ein Gesicht zugesprochen.

3.3. Mediale Berichterstattung in der zweiten Pandemiewelle

Wie auch in Deutschland nimmt die Berichterstattung in der zweiten Pandemiewelle ab. Insgesamt sind für den Zeitraum vom 30. Oktober 2020 bis zum 27. November 2020 287 Artikel zu finden, die in die ausgewählte Suche passen. Allerdings sind nur wenige Artikel inhaltlich interessant, da sich die meisten Artikel auf die aktuelle Ausbreitung beziehen und keine inhaltlichen Aussagen getroffen werden.

Zwei Artikel aus der Zeitung Corriere della Sera sind anzuführen, welche auf die Missstände im italienischen Gesundheitssystem eingehen. Sowohl das Gesundheitssystem „Malati cronici, serve una rivoluzione del sistema sanitario" [Chronisch krank, es braucht eine Revolution im Gesundheitssystem] als auch der Personalmangel werden angesprochen „Servono 2.000 medici e infermieri" [2.000 Ärzte und Pflegekräfte werden benötigt] (vgl. Corriere della Sera, 2020).

Ein weiterer Artikel in der Zeitung La Repubblica beschreibt die Situation in der zweiten Pandemiewelle, passt mit dem Titel aber auch zu den fehlenden Berichterstattungen „Quegli eroi dimenticati di nuovo in trincea "C'è paura e stanchezza" [Die vergessenen Helden zurück in den Schützengräben "Es gibt Angst und Müdigkeit"] (vgl. La Repubblica, 2020).

Auch in einem weiteren Artikel wird der Frust einer Pflegerin deutlich „Covid, la denuncia degli infermieri nel Lazio: "Ci chiamavano eroi, ora ci hanno dimenticati: non lavoriamo in sicurezza" [Covid, die Beschwerde von einer Krankenschwester in Latium: "Sie haben uns Helden genannt, jetzt haben sie uns vergessen: Wir arbeiten nicht in Sicherheit"] (vgl. La Repubblica, 2020).

Insgesamt wird deutlich, dass der Fokus der Aufmerksamkeit nicht mehr auf den Pflegekräften in Italien liegt, sondern vermehrt auf die Missstände aufmerksam macht. In vereinzelten Artikeln wird dies zum Ausdruck gebracht. Auch die Anerkennung und Wertschätzung aus der ersten Pandemiewelle finden keine Beachtung mehr.

3.4. Mediale Berichterstattung in der dritten Pandemiewelle

Die Suchanfragen der Berichte in der dritten Pandemiewelle beschränken sich auf den Zeitraum vom 27. Februar 2021 bis zum 27. März 2021. Die meisten Artikel fallen in das Suchraster, da sie auf Impfangebote und Berichte über erfolgte Impfungen hindeuten. Die Gesamtzahl der Artikel in den beiden gewählten Zeitschriften beläuft sich auf 264 für den genannten Zeitraum.

Pflegebezogene Artikel ähneln sich in den Kernaussagen den Artikeln der zweiten Pandemiewelle.

Das Gesundheitssystem wird wieder thematisiert, ebenso wie die fehlende Berichterstattung über die aktuellen Zustände in den Pflegeeinrichtungen. Beispielsweise titelt die Zeitung Corriere della Sera am 01. März „Nessuno ne parla più ma la salute ha bisogno di un lieto fine" [Niemand spricht mehr darüber, aber die Gesundheit braucht ein Happy End] (vgl. Corriere della Sera, 2021).

Es wird weiterhin beibehalten den Pflegekräften ein Sprachrohr zu bieten, auch wenn die Meldungen besorgniserregend formuliert sind. Auch die Auswahl von Zitaten in Überschriften bekräftigt das Bestreben die Anliegen von Pflegekräften in die Gesellschaft zu verbreiten. Beispielsweise titelt die Zeitung Corriere della Sera am 21. März „Sembra marzo 2020 - E non siamo al picco" [Es sieht nach März 2020 aus - und wir sind noch nicht auf dem Höhepunkt] (vgl. Corriere della Sera, 2021).

Auch die Zeitung La Repubblica setzt weiterhin auf persönliche Geschichten und Berichterstattungen mit Bildern. So ziert die Titelseite am 05. März die Überschrift „L'infermiera e la bambina nella terapia intensiva che sfida la terza ondata" [Die

Krankenschwester und das kleine Mädchen auf der Intensivstation trotzen der dritten Welle] (vgl. La Repubblica, 2021).

Auch diese Zeitung zitiert Pflegekräfte in ihren Aussagen und bietet ihnen Raum diese Nachrichten in der Gesellschaft zu verbreiten, um auf die schwierige Zeit der Pandemie zu verweisen. Beispielsweise titelt die Zeitung „Bologna, la lettera di un'infermiera: "Abbiamo cicatrici nell'anima per i troppi morti. Siamo allo stremo, aiutateci a uscirne" [Bologna, der Brief einer Krankenschwester: "Wir haben Narben in unseren Seelen von zu vielen Todesfällen. Wir sind am Ende unserer Kräfte, helfen Sie uns, da herauszukommen".] (vgl. La Repubblica, 2021).

3.5. Übersicht über die Gesundheitsversorgung in Italien

Der nationale Gesundheitsdienst in Italien, der Servizio Sanitario Nazionale, wurde 1978 in seiner heutigen Form eingeführt. Der Gesundheitsdienst bildet die Grundlage in einem verstaatlichten und durch Steuermittel finanziertes System. Die medizinische Behandlung steht allen Bürgern mit Hauptwohnsitz in Italien unentgeltlich zur Verfügung. Dabei gilt das Prinzip der Gleichberechtigung, dass alle Bürger den gleichen Zugang zu Leistungen des Gesundheitssystems haben. Lediglich eine geringe Zuzahlung wird für besondere Untersuchungen fällig. Die Finanzierung des Systems läuft über Steuereinahmen aus der Einkommenssteuer und der Umsatzsteuer (vgl. Piccoliori, 2015).

Das System ist insgesamt dezentralisiert, das Gesundheitssystem Servizio Sanitario Nazionale behält die Kontrollfunktion über zum Beispiel den erstellten Gesundheitsplan, der die Ausgaben und Einnahmen für drei Jahre regelt.

In den einzelnen Regionen des Landes sind jeweils die Gesundheitsdienste Aziende Sanitarie Locali für die Gesundheitsversorgung zuständig. So zählen die Krankenhäuser, Arztpraxen, ambulante Dienste etc. unter die Verantwortung der Aziende Sanitarie Locali. Hier gilt das Prinzip der Selbstverwaltung. Eine Art Privatversicherung gibt es im Rahmen von Zusatzleistungen (vgl. Piccoliori, 2015).

3.6. Ausbildung zur Pflegekraft in Italien

Um in Italien in der Krankenpflege oder in der Kinderkrankenpflege arbeiten zu können, bedarf es eines absolvierten Bachelorstudiengangs. Die Dauer des Studiums liegt bei 3 Jahren und umfasst 180 Punkte im European Credit Transfer System. Nach dem Grundstudium besteht die Möglichkeit in einem Masterstudiengang das Wissen zu vertiefen und weitere Kompetenzen im Bereich Management, Pädagogik oder Pflegeforschung zu erhalten. Um den Pflegeberuf in Italien ausüben zu dürfen, ist eine Mitgliedschaft im Nationalverband der Orden für Pflegeberufe notwendig (vgl. Federazione Nazionale Ordini Professioni Ingermieristiche, 2021).

Dieser Orden ist mit der Organisation in einer Pflegekammer in Deutschland gleichzusetzen, er verbindet viele kleine Berufsverbände in der Pflege. Der Federazione Nazionale Ordini Professioni Ingermieristiche ist für die Einhaltung der Berufsethik, sowie die Vertretung des Berufsstandes in allen Gremien zuständig (vgl. Federazione Nazionale Ordini Professioni Ingermieristiche, 2021).

4. Vergleich

Die mediale Berichterstattung in der ersten Pandemiewelle ist sowohl in Deutschland als auch in Italien auf ähnliche Werte basiert. Die Artikel „Ärzten und Pflegekräften applaudieren" (vgl. Bild-Zeitung, 2020) und „Flashmob contro il coronavirus Applausi per medici e infermieri L'iniziativa" [Flashmob gegen das Coronavirus – Applaus für Ärzte und Pflegekräfte] (vgl. Corriere della Sera, 2020) sind sich in den Aussagen gleich. Die Artikel repräsentieren, dass die Bevölkerung hinter den Pflegekräften im jeweiligen Land steht, und drücken dadurch Unterstützung aus. Beide Länder lassen Pflegekräfte in Interviews zu Wort kommen und geben ihnen die Möglichkeit die Situation im Pflegeberuf in die Gesellschaft zu transportieren. In weiteren Artikeln wird in beiden Ländern ein positives Bild für den Pflegeberuf vermittelt.

In der zweiten Pandemiewelle wurden überwiegend Hiobsbotschaften durch die Zeitungen in die Gesellschaft getragen, die Anzahl der Berichte hat im Allgemeinen nachgelassen. Die Assoziation mit positiven Werten entfällt fast komplett. Es wurde ausschließlich über Ausbruchsgeschehen, Pflegenotstand und Tragödien berichtet. Auch in Italien gab es Veränderungen im Gegensatz zur ersten Pandemiewelle. Zugleich hat auch in Italien die Anzahl der Berichterstattungen deutlich nachgelassen. Auch die Grundaussagen der Artikel bezogen sich auf Ausbruchsgeschehen und den Pflegenotstand. Die italienische Berichterstattung hat aber, im Gegensatz zur deutschen medialen Berichterstattung, immer den Pflegekräften, die in den betroffenen Bereichen gearbeitet haben, ein Sprachrohr in die Gesellschaft gegeben. Damit bekommt der Berufsstand der Pflege in Italien ein realistisches Auftreten zugesprochen. Außerdem behält die italienische Berichterstattung den Begriff „Helden" bei. Die Berichterstattungen in der dritten und vierten Pandemiewelle in Deutschland sind fast identisch zu denen der zweiten Pandemiewelle. Auch hier bleibt der Tenor negativ geprägt.

Auch der Tenor der dritte Pandemiewelle in Italien bleibt negativ geprägt, allerdings bleibt trotz sinkender Berichtzahlen noch immer Platz für die persönlichen Geschichten der Pflegekräfte, was den Berufsstand stärkt. Außerdem werden in den Überschriften immer wieder Pronomen wie „wir" und „uns" genutzt. Das drückt mehr Zusammenhalt aus, im Gegensatz zur deutschen Berichterstattung, wo oftmals nur über „die Pflegekräfte" berichtet wird.

Die Grundprinzipien der Gesundheitswesen der beiden Länder ist sehr ähnlich: Allen Einwohnern des Landes steht eine umfassende Gesundheitsversorgung zu, die diverse Leistungen beinhaltet. Dabei ist es nicht nötig Geld in Vorleistung zu bezahlen. Allerdings ist die Pflegeausbildung beziehungsweise das Pflegestudium in Italien deutlich fortgeschrittener. Die Akademisierung der Profession Pflege ist etabliert. Durch die Organisation in der Pflegekammer kann sich die Pflege besser vernetzen und hat ein gestärktes und gemeinsames Auftreten nach außen.

5. Fazit

Vor der Covid-19-Pandemie war eigentlich geplant, dass das Jahr 2020 im Zeichen des Pflegeberufs und der Hebammen steht. Anlass dafür war der 200. Geburtstag der Pflegepionierin Florence Nightingale (Geboren am 12. Mai 1820 in Florenz). Das Jahr sollte ein Bewusstsein für die Herausforderungen im Pflegeberuf schaffen (vgl. Schaupp et al. 2021: 175).

Die Pflege hat es in dem Jahr 2020 immer wieder in die medialen Berichterstattungen geschafft, sowohl in Deutschland als auch in Italien. Zu Beginn konnte man den Eindruck gewinnen, dass der Pflegeberuf eine deutliche Zunahme an Wertschätzung bekommen hat. Vor allem nahm die Aufmerksamkeit, Wertschätzung und die Unterstützung aus der Bevölkerung deutlich zu.

Mit Verlauf der Pandemie haben die Berichterstattungen diese positiven Wertungen wieder verloren. Während in Deutschland die Berichterstattungen immer allgemeiner und negativer wurden, so blieben die Pflegekräfte in Italien weiterhin im medialen Fokus. Auch hier wurden die Berichte realitätsnäher und teilweise transparenter geschrieben, allerdings hatten einzelne Pflegekräfte immer wieder die Möglichkeit die Berichterstattungen der Presse zu nutzen, um auf den Pflegeberuf aufmerksam zu machen. Möglicherweise lassen sich hier Rückschlüsse auf die bessere Vernetzung der Pflege in Italien ziehen. Es macht den Eindruck, als hätten die italienischen Pflegekräfte ein starkes „Wir-Gefühl" und ein besseres geschlossenes Auftreten.

Die Pflegeberuf in Deutschland hat es nicht geschafft, die mediale Aufmerksamkeit zu nutzen, um auf den Pflegenotstand aus der eigenen Perspektive zu informieren und somit mögliche Gegenmaßnahmen zu ergreifen.
Für die Zukunft wäre es interessant zu wissen, wie sich das Ansehen und die mediale Berichterstattung des Pflegeberufes nach der Covid-19-Pandemie verändern werden.

"This was meant to be our year – our time to celebrate and share our achievements in the 2020 International Year of the Nurse and Midwife. Instead, many nurses, doctors and other health and emergency workers are receiving accolades for something very different" (Turale et al. 2020).

6. Literaturverzeichnis:

Ärzteblatt (2021). *WHO-Schätzung: Weltweit 115.000 Pflegekräfte an Corona gestorben.* Verfügbar unter https://www.aerzteblatt.de/nachrichten/124070/WHO-Schaetzung-Weltweit-115-000-Pflegekraefte-an-Corona-gestorben [30.12.2021].

Bild (2020). *110 Infizierte, 12 Tote! Corona-Tragödie in Berliner Pflegeheim.* Verfügbar unter https://www.bild.de/regional/berlin/berlin-aktuell/corona-tragoedie-in-berliner-pflegeheim-110-infizierte-12-tote-74463984.bild.html [10.01.2022].

Bild (2020). *Ärzte, Sanitäter und Pfleger schicken Foto-Grüße – Diese Retter versprechen: Wir sind für euch da – immer!* Verfügbar unter https://www.bild.de/bild-plus/regional/stuttgart/stuttgart-aktuell/selfie-gruesse-aus-der-klinik-pflegekraefte-versprechen-wir-sind-immer-fuer-euch-69436616.bild.html [08.01.2022].

Bild (2020). *Krankenschwester kämpft gegen Corona – Sorgen macht sich nur meine Mutter.* Verfügbar unter https://www.bild.de/bild-plus/regional/ruhrgebiet/ruhrgebiet-aktuell/pflegerin-kaempft-gegen-corona-sorgen-macht-sich-nur-meine-mutter-69340456.bild.html [09.01.2022].

Bild (2020). *Niedersachsen und Bremen - Immer mehr Krankheitstage bei Pflegern.* Verfügbar unter https://www.bild.de/regional/hannover/hannover-aktuell/niedersachsen-und-bremen-immer-mehr-krankheitstage-bei-pflegern-74365146.bild.html [10.01.2022].

Bild (2020). *Pflegedienst-Chefin weint | So kämpfen wir gegen den Zusammenbruch.* Verfügbar unter https://www.bild.de/bild-plus/video/clip/news-inland/pflegedienst-chefin-weint-so-kaempfen-wir-gegen-den-zusammenbruch-69532334-69534948,var=x,view=conversionToLogin.bild.html [09.01.2022].

Bild (2020). *Professor berichtet über die Situation auf den deutschen Intensivstationen. Ärzte und Pfleger arbeiten aktuell im roten Bereich.* Verfügbar unter https://www.bild.de/ratgeber/2020/politik-inland/professor-ueber-lage-auf-intensivstationen-aerzte-und-pfleger-arbeiten-aktuell-i-74315722.bild.html [10.01.2022].

Bild (2020). *Stuttgart-Star Badstuber – Ärzten und Pflegekräften applaudieren!* Verfügbar unter https://www.bild.de/sport/fussball/fussball/stuttgart-star-

badstuber-aerzten-und-pflegekraeften-applaudieren-69431996.bild.html
[08.01.2022].

Bild (2021). *Bild zahlt je 1000 Euro Bonus aus. Ihr seid echte Pflegehelden!* Verfügbar
unter https://www.bild.de/sparfochs/2021/sparfochs/bild-zahlt-je-1000-euro-
bonus-aus-ihr-seid-echte-pflegehelden-78463366.bild.html [09.01.2022].

Bild (2021). *Nürnberger Klinikum zieht Corona-Bilanz. Zu wenig Pfleger für zu viele
Corona-Kranke.* Verfügbar unter
https://www.bild.de/regional/nuernberg/nuernberg-news/nuernberger-klinikum-
zu-wenig-pfleger-zu-viele-covid-patienten-75989092.bild.html [10.01.2022].

Bild (2021). *Weil er nervte? Pfleger tötete Patienten mit Überdosis.* Verfügbar unter
https://www.bild.de/regional/duesseldorf/duesseldorf-
aktuell/moenchengladbach-toetete-pfleger-einen-mann-mit-ueberdosis-weil-er-
nervte-76197924.bild.html [10.01.2022].

Bundesministerium für Gesundheit (2020). *Das deutsche Gesundheitssystem.*
Verfügbar unter
https://www.bundesgesundheitsministerium.de/fileadmin/Dateien/5_Publikation
en/Gesundheit/Broschueren/200629_BMG_Das_deutsche_Gesundheitssystem
_DE.pdf [20.01.2022].

Bundesministerium für Gesundheit (2021). *Hospitalisierungsinzidenz.* Verfügbar unter
https://www.bundesgesundheitsministerium.de/coronavirus/hospitalisierungsinzi
denz.html [07.01.2022].

Bundesministerium für Gesundheit (2022). *Coronavirus-Pandemie (SARS-CoV-2):
Chronik bisheriger Maßnahmen und Ereignisse.* Verfügbar unter
https://www.bundesgesundheitsministerium.de/coronavirus/chronik-
coronavirus.html [20.01.2022].

Corriere della Sera (2020). *Ci stiamo infettando tra di noi È una polveriera, non c'è
sicurezza.* Verfügbar unter
https://archivio.corriere.it/Archivio/interface/timeline.html#!infermiera/30-10-
2020/27-11-
2020/NobwRAdghgtgpmAXGAJIALIMAaMAzAJwHsYkwBmABgHoBGGgJkqZz
HSLIYHY7bqmWAX2zho8MgGs4ATwDuRAilbo4AD3RkAlhDxwCMTXqyCAukA
[16.01.2022].

Corriere della Sera (2020). *Concerti, disegni e pasticcini Regali per gli „angeli custodi Lodigiano.* Verfügbar unter https://archivio.corriere.it/Archivio/interface/timeline.html#!infermiera/30-10-2020/27-11-2020/NobwRAdghgtgpmAXGAJIALIMAaMAzAJwHsYkwBmABgHoBGGgJkqZz HSLIYHY7bqmWAX2zho8MgGs4ATwDuRAilbo4AD3RkAlhDxwCMTXqyCAukA [17.01.2022].

Corriere della Sera (2020). *Flashmob contro il coronavirus Applausi per medici e infermieri L'iniziativa.* Verfügbar unter https://archivio.corriere.it/Archivio/interface/timeline.html#!infermiera/30-10-2020/27-11-2020/NobwRAdghgtgpmAXGAJIALIMAaMAzAJwHsYkwBmABgHoBGGgJkqZz HSLIYHY7bqmWAX2zho8MgGs4ATwDuRAilbo4AD3RkAlhDxwCMTXqyCAukA [17.01.2022].

Corriere della Sera (2020). *In prima linea.* Verfügbar unter https://archivio.corriere.it/Archivio/interface/timeline.html#!infermiera/30-10-2020/27-11-2020/NobwRAdghgtgpmAXGAJIALIMAaMAzAJwHsYkwBmABgHoBGGgJkqZz HSLIYHY7bqmWAX2zho8MgGs4ATwDuRAilbo4AD3RkAlhDxwCMTXqyCAukA [16.01.2022].

Corriere della Sera (2020). *La paura e il dolore nei turni infiniti „Ci chiamano eroi, siamo solo persone.* Verfügbar unter https://archivio.corriere.it/Archivio/interface/timeline.html#!infermiera/30-10-2020/27-11-2020/NobwRAdghgtgpmAXGAJIALIMAaMAzAJwHsYkwBmABgHoBGGgJkqZz HSLIYHY7bqmWAX2zho8MgGs4ATwDuRAilbo4AD3RkAlhDxwCMTXqyCAukA [16.01.2022].

Corriere della Sera (2020). *Malati cronici, serve una rivoluzione del sistema sanitario.* Verfügbar unter https://archivio.corriere.it/Archivio/interface/timeline.html#!infermiera/30-10-2020/27-11-2020/NobwRAdghgtgpmAXGAJIALIMAaMAzAJwHsYkwBmABgHoBGGgJkqZz HSLIYHY7bqmWAX2zho8MgGs4ATwDuRAilbo4AD3RkAlhDxwCMTXqyCAukA [17.01.2022].

Corriere della Sera (2020). *Picco di contagi tra dottori e infermieri „Ci mancano anche le mascherine".* Verfügbar unter https://archivio.corriere.it/Archivio/interface/timeline.html#!infermiera/30-10-2020/27-11-2020/NobwRAdghgtgpmAXGAJIALIMAaMAzAJwHsYkwBmABgHoBGGgJkqZz HSLIYHY7bqmWAX2zho8MgGs4ATwDuRAilbo4AD3RkAlhDxwCMTXqyCAukA [17.01.2022].

Corriere della Sera (2020). *Servono 2.000 medici e infermieri.* Verfügbar unter https://archivio.corriere.it/Archivio/interface/timeline.html#!infermiera/30-10-2020/27-11-2020/NobwRAdghgtgpmAXGAJIALIMAaMAzAJwHsYkwBmABgHoBGGgJkqZz HSLIYHY7bqmWAX2zho8MgGs4ATwDuRAilbo4AD3RkAlhDxwCMTXqyCAukA [17.01.2022].

Corriere della Sera (2021). *Nessuno ne parla più ma la salute ha bisogno di un lieto fine.* Verfügbar unter https://archivio.corriere.it/Archivio/interface/timeline.html#!infermiera/27-02-2021/27-03-2021/NobwRAdghgtgpmAXGAJIALIMAaMAzAJwHsYkwAmAdgHoAGc68+gRhz HSLKroGZGWwAX2zho8MgGs4ATwDuRAijbo4AD3RkAlhDxwCMTXqyCAukA [16.01.2022].

Corriere della Sera (2021). *Sembra marzo 2020 - E non siamo al picco.* Verfügbar unter https://archivio.corriere.it/Archivio/interface/timeline.html#!infermiera/27-02-2021/27-03-2021/NobwRAdghgtgpmAXGAJIALIMAaMAzAJwHsYkwAmAdgHoAGc68+gRhz HSLKroGZGWwAX2zho8MgGs4ATwDuRAijbo4AD3RkAlhDxwCMTXqyCAukA [16.01.2022].

Deutsche Gesellschaft für Anästhesiologie & Intensivmedizin (2021). *Exodus in der Pflege könnte Menschenleben kosten.* Verfügbar unter https://www.dgai.de/pressemitteilungen/pressemitteilungen/936-exodus-in-der-pflege-koennte-menschenleben-kosten.html [29.12.2021].

Deutsche Gesetzliche Unfallversicherung (2021). *Erreger, Verlauf der Pandemie.* Verfügbar unter https://www.dguv.de/de/praevention/corona/allgemeine-infos/index.jsp [30.12.2021].

Deutscher Ärzteverlag GmbH, Piccoliori, G. (2015). *Das italienische Gesundheitssystem.* Verfügbar unter https://www.online-zfa.de/archiv/ausgabe/artikel/zfa-6-2015/48637-das-italienische-gesundheitssystem/ [20.01.2022].

Deutscher Pflegerat e.V. (2021). *Hochschulische Pflegeausbildung bricht ein.* Verfügbar unter https://deutscher-pflegerat.de/2021/03/30/hochschulische-pflegeausbildung-bricht-ein/ [20.01.2022].

Die Bundesregierung (2020). *Rede des Bundesministers für Arbeit und Soziales, Hubertus Heil, zum Gesetz zur Einführung der Grundrente (Grundrentengesetz) vor dem Deutschen Bundestag am 15. Mai 2020 in Berlin.* Verfügbar unter https://www.bundesregierung.de/breg-de/service/bulletin/rede-des-bundesministers-fuer-arbeit-und-soziales-hubertus-heil--1753658 [02.01.2022].

Federazione Nazionale Ordini Professioni Ingermieristiche (2021). *Comitato Centrale.* Verfügbar unter https://www.fnopi.it/federazione/comitato-centrale/ [18.01.2022].

Federazione Nazionale Ordini Professioni Ingermieristiche (2021). *Laurea in Infermieristica-Infermieristica pediatrica.* Vefügbar unter https://www.fnopi.it/come-diventare-infermiere/laurea-in-infermieristica-infermieristica-pediatrica/ [18.01.2022].

Frankfurter Allgemeine Zeitung (2020). *Corona-Helden.* Verfügbar unter https://fazarchiv.faz.net/faz-portal/document?uid=FAZ__FD1202003285967518 [05.01.2022].

Frankfurter Allgemeine Zeitung (2020). *Einsatz positiver als letztes Mittel.* Verfügbar unter https://fazarchiv.faz.net/faz-portal/document?uid=FAZN__20201201_7078307 [07.01.2022].

Frankfurter Allgemeine Zeitung (2020). *Merci, Allemagne.* Verfügbar unter https://fazarchiv.faz.net/faz-portal/document?uid=FAZ__FD1202003235965954 [06.01.2022].

Frankfurter Allgemeine Zeitung (2020). *Nationalspieler Rüdiger dankt Pflegekräften mit Pizzaspende.* Verfügbar unter https://fazarchiv.faz.net/faz-portal/document?uid=FAZN__20201219_7110315 [07.01.2022].

Frankfurter Allgemeine Zeitung (2020). *Viel Applaus und wenig Geld.* Verfügbar unter https://fazarchiv.faz.net/faz-portal/document?uid=FAZ__FD1202003245965258 [05.01.2022].

Frankfurter Allgemeine Zeitung (2021). *Tarifverträge in der Altenpflege sorgen für Streit in der Koalition.* Verfügbar unter https://www.faz.net/aktuell/wirtschaft/mehr-wirtschaft/koalitionsstreit-heil-will-tariflohn-fuer-altenpflege-17322024.html [12.01.2022].

Frankfurter Allgemeine Zeitung (2021). *Vier Menschen getötet: Entsetzen nach Tat in Potsdamer Pflegeheim.* Verfügbar unter https://www.faz.net/aktuell/gesellschaft/kriminalitaet/vier-tote-entsetzen-nach-tat-in-potsdamer-pflegeheim-17317207.html [13.01.2022].

Gerlach, U., Wagner, H., Wirth, W. (2011). *Innere Medizin für Gesundheits- und Krankenpflege* (7. überarbeitete Auflage) Stuttgart: Thieme.

La Repubblica (2020). *Coronavirus, gli infermieri in prima linea tra paura e fierezza: "Quelle vite nelle nostre mani".* Verfügbar unter https://www.repubblica.it/cronaca/2020/03/11/news/coronavirus_gli_infermieri_i n_prima_linea_tra_paura_e_fierezza_quelle_vite_nelle_nostre_mani_-301023670/?ref=search [18.01.2022].

La Repubblica (2020). *Coronavirus, l'infermiera della foto simbolo: "Scusate se sono crollata prima della fine del turno".* Verfügbar unter https://www.repubblica.it/economia/2020/03/10/news/coronavirus_infermiera_si mbolo_elena_pagliarini-301023650/?ref=search [18.01.2022].

La Repubblica (2020). *Coronavirus, l'infermiera dorme stremata a fine turno e il medico posta la foto: "Grazie per quello che fai".* Verfügbar unter https://milano.repubblica.it/cronaca/2020/03/09/news/coronavirus_foto_infermie ra_stremata_dorme_lavoro_cremona-250745946/?ref=search [18.01.2022].

La Repubblica (2020). *Covid, la denuncia degli infermieri nel Lazio: "Ci chiamavano eroi, ora ci hanno dimenticati: non lavoriamo in sicurezza".* Verfügbar unter https://video.repubblica.it/edizione/roma/covid-la-denuncia-degli-infermieri-nel-lazio-ci-chiamavano-eroi-ora-ci-hanno-dimenticati-non-lavoriamo-in-sicurezza/371210/371818?ref=search [17.01.2022].

La Repubblica (2020). *I nuovi eroi.* Verfügbar unter https://ricerca.repubblica.it/repubblica/archivio/repubblica/2020/03/12/i-nuovi-eroi10.html?ref=search [18.01.2022].

La Repubblica (2020). *Quegli eroi dimenticati di nuovo in trincea "C'è paura e stanchezza.* Verfügbar unter *https://ricerca.repubblica.it/repubblica/archivio/repubblica/2020/10/31/quegli-*

*eroi-dimenticati-di-nuovo-in-trincea-ce-paura-e-
stanchezzaBologna02.html?ref=search* [17.01.2022].

La Repubblica (2021). *Bologna, la lettera di un'infermiera: "Abbiamo cicatrici nell'anima per i troppi morti. Siamo allo stremo, aiutateci a uscirne"* Verfügbar unter https://bologna.repubblica.it/cronaca/2021/03/16/news/bologna_la_lettera_di_u n_infermiera_abbiamo_cicatrici_nell_anima_per_i_troppi_morti_siamo_allo_stre mo_aiutateci_a_uscir-292502655/?ref=search [16.01.2022].

La Repubblica (2021). *L'infermiera e la bambina nella terapia intensiva che sfida la terza ondata.* Verfügbar unter https://ricerca.repubblica.it/repubblica/archivio/repubblica/2021/03/05/linfermiera -e-la-bambina-nella-terapia-intensiva-che-ondataBologna02.html?ref=search [15.01.2022].

Ministero della Salute (2022). *COVID-19 Situazione Italia.* Verfügbar unter https://opendatadpc.maps.arcgis.com/apps/dashboards/b0c68bce2cce478eaac 82fe38d4138b1 [20.01.2022].

PflBG (2020). Gesetz über die Pflegeberufe vom 01.01.2020 i.d.F.v. 01.06.2021, PflBG & PflAPrV.

Robert-Koch-Institut (2021). *Nowcasting und R-Schätzung: Schätzung der aktuellen Entwicklung der SARS-CoV-2-Epidemie in Deutschland.* Verfügbar unter https://www.rki.de/DE/Content/InfAZ/N/Neuartiges_Coronavirus/Projekte_RKI/N owcasting.html [05.01.2022].

Schaupp, W., Kröll, W., Ruckenbauer, H.; (2021). *Die Corona-Pandemie II – Leben lernen mit dem Virus.* 1. Auflage. Baden-Baden: Nomos

Simon, M. (2021). *Das Gesundheitssystem in Deutschland – Eine Einführung in Struktur und Funktionsweisen* (7. Auflage). Bern: Hogrefe.

Statistisches Bundesamt (2018). *Gesundheitsausgaben im Jahr 2018 um 4 % gestiegen.* Verfügbar unter https://www.destatis.de/DE/Presse/Pressemitteilungen/2020/05/PD20_164_236 11.html [12.01.2022].

Süddeutsche Zeitung (2020). *40 Corona-Fälle in Oldenburger Pflegeheim.* Verfügbar unter https://www.sueddeutsche.de/gesundheit/gesundheit-oldenburg-40-corona-faelle-in-oldenburger-pflegeheim-dpa.urn-newsml-dpa-com-20090101-201216-99-718018 [09.01.2022].

Süddeutsche Zeitung (2020). *Bayern übernimmt Kosten für Verpflegung von Pflegepersonal.* Verfügbar unter https://www.sueddeutsche.de/gesundheit/gesundheit-muenchen-huml-1000-pflegekraefte-melden-sich-zum-corona-einsatz-dpa.urn-newsml-dpa-com-20090101-200325-99-465862 [05.01.2022].

Süddeutsche Zeitung (2020). *Dresden sucht dringend freiwillige Helfer für Pflegeheime.* Verfügbar unter https://www.sueddeutsche.de/gesundheit/gesundheit-dresden-dresden-sucht-dringend-freiwillige-helfer-fuer-pflegeheime-dpa.urn-newsml-dpa-com-20090101-201215-99-702879 [09.01.2022].

Süddeutsche Zeitung (2020). *Huml ruft Ex-Pflegekräfte zur Unterstützung auf.* Verfügbar unter https://www.sueddeutsche.de/gesundheit/gesundheit-erlangen-huml-ruft-ex-pflegekraefte-zur-unterstuetzung-auf-dpa.urn-newsml-dpa-com-20090101-200323-99-443961 [05.01.2022].

Süddeutsche Zeitung (2020). *Huml: 1000 Pflegekräfte melden sich zum Corona-Einsatz.* Verfügbar unter https://www.sueddeutsche.de/gesundheit/gesundheit-muenchen-huml-1000-pflegekraefte-melden-sich-zum-corona-einsatz-dpa.urn-newsml-dpa-com-20090101-200325-99-465862 [05.01.2022].

Süddeutsche Zeitung (2020). *Mehr als 1000 Corona-Fälle: Schulungen für Pflegekräfte.* Verfügbar unter https://www.sueddeutsche.de/gesundheit/gesundheit-mainz-mehr-als-1000-corona-faelle-schulungen-fuer-pflegekraefte-dpa.urn-newsml-dpa-com-20090101-200321-99-419755 [05.01.2022].

Süddeutsche Zeitung (2020). *Pflegekräfte fallen besonders häufig wegen Covid-19 aus.* Verfügbar unter https://www.sueddeutsche.de/gesundheit/gesundheit-pflegekraefte-fallen-besonders-haeufig-wegen-covid-19-aus-dpa.urn-newsml-dpa-com-20090101-201219-99-750157 [09.01.2022].

Süddeutsche Zeitung (2020). *Verband warnt vor weltweitem Pflegenotstand.* Verfügbar unter https://www.sueddeutsche.de/gesundheit/gesundheit-verband-warnt-vor-weltweitem-pflegenotstand-dpa.urn-newsml-dpa-com-20090101-201210-99-639210 [09.01.2022].

Süddeutsche Zeitung (2021). *Koalition streitet über bessere Bezahlung für Pflegekräfte.* Verfügbar unter https://www.sueddeutsche.de/gesundheit/gesundheit-koalition-streitet-ueberbessere-bezahlung-fuer-pflegekraefte-dpa.urn-newsml-dpa-com-20090101-210502-99-437016 [13.01.2022].

Süddeutsche Zeitung, Meiler, O. (2020) *Warum Italien so stark betroffen ist.* Verfügbar unter https://www.sueddeutsche.de/politik/coronavirus-italien-gruende-1.4851458 [16.01.2020].

Turale, S., Meechamnan, C., Kunaviktikul, W. (2020) *Challenging times: ethics, nursing and the COVID-19 pandemic.* International Nursing Review 67/2 (2020) 164-167.

Weidenbach, B. (2021). *Ranking der 10 auflagenstärksten Tageszeitungen in Italien im Jahr 2020.* Verfügbar unter https://de.statista.com/statistik/daten/studie/1013382/umfrage/verkaufte-auflage-der-tageszeitungen-in-italien/#:~:text=Die%20h%C3%B6chste%20verkaufte%20Auflage%20erreichte, Sport%20(rund%2087.500%20Exemplare) [10.01.2020].

Weidenbach, B. (2022). *Ranking der auflagenstärksten überregionalen Tageszeitungen in Deutschland im 4. Quartal 2021.* Verfügbar unter https://de.statista.com/statistik/daten/studie/73448/umfrage/auflage-der-ueberregionalen-tageszeitungen/#:~:text=Die%20Bild%20%2F%20B.Z.,zwei%20und%20drei%20des%20Rankings [20.01.2022].

World Health Organisation (WHO) (2022). *WHO Coronavirus (COVID-19) Dashboard.* Verfügbar unter https://covid19.who.int/table [16.01.2022].